Extrait du *Bulletin de la Société des Sciences naturelles de Saône-et-Loire.*

COMPLÉMENT A LA NOTICE

sur la Médication Indo-Chinoise, etc.

Au nombre des faits de passivité nerveuse chez les blessés annamites, je retrouve le cas topique d'une congaï de 20 à 25 ans, qui, mariée à un commerçant chinois, fut victime d'une tentative d'assassinat, dans des conditions fort dramatiques d'ailleurs :

Le 22 mars 1888, à la tombée de la nuit, tous deux se trouvaient sous le rouf de leur jonque échouée au milieu d'un lit de vase, au confluent de deux arroyos, entre Baclieu et Camau. Le Chinois, étendu, fumait l'opium, quand le *taïcon*, matelot de barre, qui avait prémédité son acte, s'armant d'un coupe-coupe, pénétra sous l'abri et en porta deux coups terribles au fumeur ; et comme la femme s'était dressée entre la victime et l'assassin, le forcené se tourna contre la malheureuse. Elle reçut entre autres blessures SEPT entailles d'*un centimètre* à *un centimètre et demi* de profondeur sur dix de long[1], du haut de la fesse gauche au bas du mollet ; puis, une assez profonde au sommet de l'épaule gauche, qui intéressa la clavicule ; une autre au coude, et une qui détacha en partie le sein du même côté ; enfin, une balafre au-dessous de l'œil, entamant largement

---

1. Les plaies fermées présentèrent des cicatrices concaves de un centimètre et demi à deux centimètres de largeur.

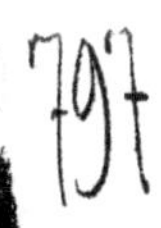

la pommette senestre. Onze autres blessures, diversement réparties sur l'ensemble de ce même côté gauche, avaient déchiqueté la pauvre femme. Le meurtrier l'avait entaillée, comme un bûcheron entaille un arbre[1], et, la voyant enfin tomber, s'était sauvé, laissant ses victimes baignant dans une mare de sang.

Le lendemain matin seulement, arrivèrent sur les lieux les riverains d'un village voisin, prévenus de l'attentat par le second matelot de la jonque, qui, terrifié par son camarade, s'était d'abord blotti, peureux et tremblant, à l'avant du bateau. Le Chinois était mort ; la femme vivait encore. Les villageois la transportèrent chez eux, pansèrent ses plaies selon les procédés de la médecine annamite, si bien que la blessée, moins de quatre mois après, déposait comme témoin devant la Cour criminelle de Soctrang, qui condamna à mort l'auteur de l'attentat.

Complètement guérie de ses affreuses blessures, elle les montra à l'appui de sa déposition ; aucun des membres couverts de cicatrices ne paraissait en éprouver une gêne quelconque. Elle ne boitait point, et le bras et les doigts entaillés fonctionnaient normalement.

Pour arrêter le sang d'une coupure ou d'une blessure, les Annamites, tout comme les bonnes femmes de France, emploient la toile d'araignée, ou mieux encore, la poche dans laquelle ces arachnides enferment leurs œufs.

Dans les cas de convulsion enfantine, une pâte, composée de cendres d'araignées calcinées et de miel, ou à défaut d'araignée, de *con thàn lan — henudactylus frenatus — vulgo : margouillat,* est introduite par les parents annamites dans la bouche de leur petit malade, qu'ils arrivent ainsi à calmer.

Pour combattre une rage de dents, douleur assez fré-

---

1. Il est à remarquer que dans les rixes entre coolies asiatiques, les combattants, la plupart du temps armés de triques, s'assomment littéralement, se portant des coups à foudroyer des bœufs.

quente chez les Annamites, malgré l'usage constant qu'ils
font de la chique de bétel, le patient mâche une ou plusieurs
rondelles du *cày bo cap* [1] — *Casse*.

La chique de bétel, dont l'usage est général, non seulement en Indo-Chine, mais dans tout le sud de la Chine
(prov. de Canton, de Kwang-Toum, de Kouang-Si, etc.),
la Malaisie, la Birmanie, l'Inde anglaise et les Indes néer-
landaises, est pour l'asiatique un stimulant, un fortifiant au
même titre que la noix de coca pour les indigènes du Pérou,
et celle de kola pour les nègres de la côte occidentale
d'Afrique.

La chique de bétel se compose d'une feuille fraîche du
« piper Betle » recouverte d'une couche de chaux de coquil-
lages, hydratée et généralement teinte en rouge, empaque-
tant un morceau de noix d'arec [2] et une pincée de ta-
bac à fumer. Hommes, femmes, enfants, jeunes, vieux,
tous chiquent, les grandes personnes du matin au soir, sans
discontinuer. Pour elles, cette mastication est un stimulant,
un réconfortant nécessaire à leur tempérament, que n'ex-
cite pour ainsi dire aucune boisson fermentée, l'eau-de-
vie de riz fabriquée en ces régions asiatiques étant le par-
tage des riches et, de plus, d'un usage très modéré dans
toutes les classes ou castes asiatiques.

Une assez curieuse expérience des effets de la privation
de la chique de bétel fut faite sur des prisonniers par M. Alexis
A...., ancien médecin de la marine, actuellement un des hauts
fonctionnaires de l'Indo Chine, alors que simple résident il
dirigeait au Tonkin, en 1893, la province de Bac-Ninh. Les
condamnés et les prisonniers, par mesure administrative,
étaient répartis en plusieurs équipes, occupés à des travaux
de route. Sur l'un des chantiers, l'usage du bétel fut rigou-
reusement interdit ; il s'en suivit un ralentissement de jour
en jour plus sensible dans le rendement du travail. La tâche

1. Bois scorpion.
2. Fruit de l'areca catechu.

journalière imposée, au bout d'une semaine, était considérablement inférieure à ce qu'elle aurait dû être. Les travailleurs, tristes, mornes, étaient abattus et sans force ; immédiatement, la proscription du bétel fut levée. Deux jours après, le chantier avait repris son entrain, sa gaîté insouciante et la tâche quotidienne, très raisonnable, primitivement imposée, était accomplie sans effort et même dépassée.

La chique de bétel parfume la bouche et purifie l'haleine.

Pour combattre la diarrhée et la dyssenterie, les Annamites emploient la potion suivante, composée de :

Un morceau d'alun parfaitement sec ;

Un peu de thé ;

Un peu de dross[1] d'opium ;

Le tout délayé dans un bol d'eau bouillante, coupée d'un verre d'eau-de-vie miellée.

Passée au tamis, cette préparation est prise d'heure en heure, par cuillerée à bouche ou verre à liqueur.

Le *beri-beri*, cette terrible affection asiatique dont on ignore encore les causes exactes, ses manifestations se produisant en des circonstances absolument déconcertantes, est le plus ordinairement traité, par les médecins asiatiques, au moyen de la décoction des plantes ou racines ci-dessous, pilées et mises à macérer dans la valeur de deux bols d'eau bien froide ; l'opération terminée, on fait bouillir et réduire à la contenance d'un bol[2] :

Nhón Sâm — (ou Phú yên) — Axia concincinensis (dict. Genibrel).

Bach truât — ?? en caractères chinois, une certaine médecine ?

Bach thuoc — Tormentilla erecta, des rosacées (dict. Genibrel).

---

1. Résidu de la pipe d'opium qu'ils nomment nhûa.
2. La pharmacopée asiatique dose par approximation ; les pesées concernent plus la vente que le dosage des médicaments.

Duong Qui — Angélique des jardins — (dict. Genibrel).

Xuyén Khung — Maceron (médec.) (dict. Genibrel).

Cam thaŏ — réglisse.

Thŏ phúc linh — Smilax sinensis — Salsepareille de Chine ou Squine — (dict. Genibrel).

Hàu phác — Simarouba — (dict. Genibrel).

Hai phúc bi — Spathe d'aréquier ou de cocotier.

Hái kim sa — Psyllium des Plantaginées (dict. Genibrel).

Môc huông — Costus arabicus, des Amomées (dict. Genibrel).

La Bac tu — Graines de raifort.

Môé thông — Clematis Sinensis — (dict. Genibrel[1].)

Longtemps on a cru que le *beri-beri* était engendré par une mauvaise nourriture, de défectueuses conditions d'hygiène, etc. Sur dix cas de *beri-beri*, neuf sont mortels. L'Asiatique, atteint de cette affection qui lui est spéciale, perd ses forces, s'affaiblit ; ses jambes enflent, et rapidement il succombe, mené tambour battant par le terrible mal. Présentement, on croit qu'une des causes de la maladie proviendrait du riz décortiqué dans les rizeries à vapeur et conservé plus ou moins longtemps ainsi prêt à la consommation.

Le riz, sous les tropiques, ne pourrait supporter d'être longtemps d'avance dépouillé de sa balle : il demanderait, pour demeurer un aliment sain, à n'être ainsi traité qu'au fur et à mesure de la consommation journalière d'une famille. L'examen microscopique des riz décortiqués dans les usines aurait décelé la présence d'un ferment auquel certains, maintenant, attribuent l'origine des cas de beri-beri, qui déciment prisons et camps militaires.

En tous cas, une remarque curieuse a été faite au grand séminaire de Culao-Gien, situé dans une île du Mékong, dans la province de Hong-Xuyén.

1. Les noms botaniques du dict. du T. P. Genibrel sont tirés : de *la Flore de Cochinchine*, de Pierre.

Depuis 1903, les bâtiments affectés aux séminaristes annamites ont été reconstruits et établis dans des conditions d'hygiène irréprochables comme salubrité, cube d'air, éclairage solaire, ventilation, aération naturelle, propreté méticuleuse des salles, etc. Or le beri beri, inconnu dans l'établissement lorsque ses constructions ne se composaient que de bâtiments vétustes, humides et malsains, quelques-uns des taudis, fit son apparition au séminaire, assaini et devenu, comme disposition et organisation de ses diverses salles, un établissement remarquable, unique en Cochinchine ; et depuis lors, chaque année, la Mission cambodgienne est obligée de licencier ses séminaristes à la suite de cas de cette épidémie.

Les cas d'empoisonnements criminels d'asiatiques sont moins que rares en pays cambodgiens, parmi les Malais, et chez les Minh huongs [1], de la province de Tachgia (Cochinchine), soit qu'il s'agisse de vengeance passionnelle, principalement pour les Malais, soit de rancunes exacerbées, de haines de causes diverses. Presque tous ces crimes échappent à la justice européenne qui, exceptionnellement, a connaissance de quelques-uns. Alors même que les coupables lui sont désignés, elle n'arrive pas à établir leur culpabilité, faute de preuve ; l'expertise médicale est, en la plupart des cas, impuissante à éclairer les juges sur les causes d'un décès suspect, car les empoisonneurs indo-chinois font usage de produits végétaux tirés des strychnées et des euphorbiacées, abondantes dans les forêts et les champs. Quelques-uns ont un effet foudroyant ; d'autres, savamment mesurés ou combinés, produisent les effets morbides les plus déconcertants. Il en est qui provoquent la catalepsie, l'idiotie, l'imbécillité, le gâtisme, un dépérissement progressif de l'organisme, ou qui attaquent principalement l'intelligence. Il est des intoxiqués qui traînent des mois, des années, des maux atroces : douleurs périodiques intolérables, plaies d'aspect eczéma-

---

1. Métis, Chinois-Annamites.

teux, éruptions purulentes, putréfaction d'un organe, des muqueuses, etc. Il est des experts en l'art des préparations toxiques, qui fixent, suivant le produit et la quantité, les effets qui se produiront et l'époque de la mort de la victime.

Quelques Européens, en Cochinchine et principalement au Cambodge, ont payé de leur vie trop de sévérité ou de dureté, des faiblesses de cœur, des tares morales, sans qu'il ait jamais été possible d'affirmer judiciairement les causes de leur mort, que la rumeur publique asiatique, qui ne s'égare généralement point en ces drames mystérieux, était unanime à attribuer au poison.

Les voleurs usent parfois pour, à leur aise, exercer sans aucune crainte leur industrie aux dépens des Européens, de poudres ou de breuvages provoquant des phénomènes de catalepsie pendant quelques heures.

C'est ainsi qu'en 1903, à Saïgon, M. et Mme C..., alors en expectative de départ pour la France, assistèrent impuissants, cloués, paralysés dans leur lit, et parfaitement lucides, à la mise à sac complète de leur chambre à coucher, par trois annamites entièrement nus, le visage noirci, qui, tranquillement, méthodiquement, vidèrent leurs armoires, faisant main-basse sur le linge, les vêtements et les bijoux, sans qu'il leur soit possible de faire un mouvement, de pousser un cri. Ce ne fut que vers le matin que, peu à peu, ils recouvrèrent l'usage de leurs membres, conservant deux ou trois jours une lassitude, une migraine intense de leur mésaventure, en une maison isolée un peu en dehors de la ville.

Les cas de suicides asiatiques par empoisonnement sont fort rares, et le produit généralement employé par le désespéré est une dose d'opium absorbée, dissoute dans du thé ou du vinaigre, ou plus simplement une boulette faite de ladite pâte.   Ant. Brébion [1].

---

1. Errata. — Une erreur de nom botanique s'est glissée dans le premier article : le *sao* est l'hopéa et non le bolaca

Chalon-sur-Saône. — Imprimerie E. BERTRAND, 5, rue des Tonneliers

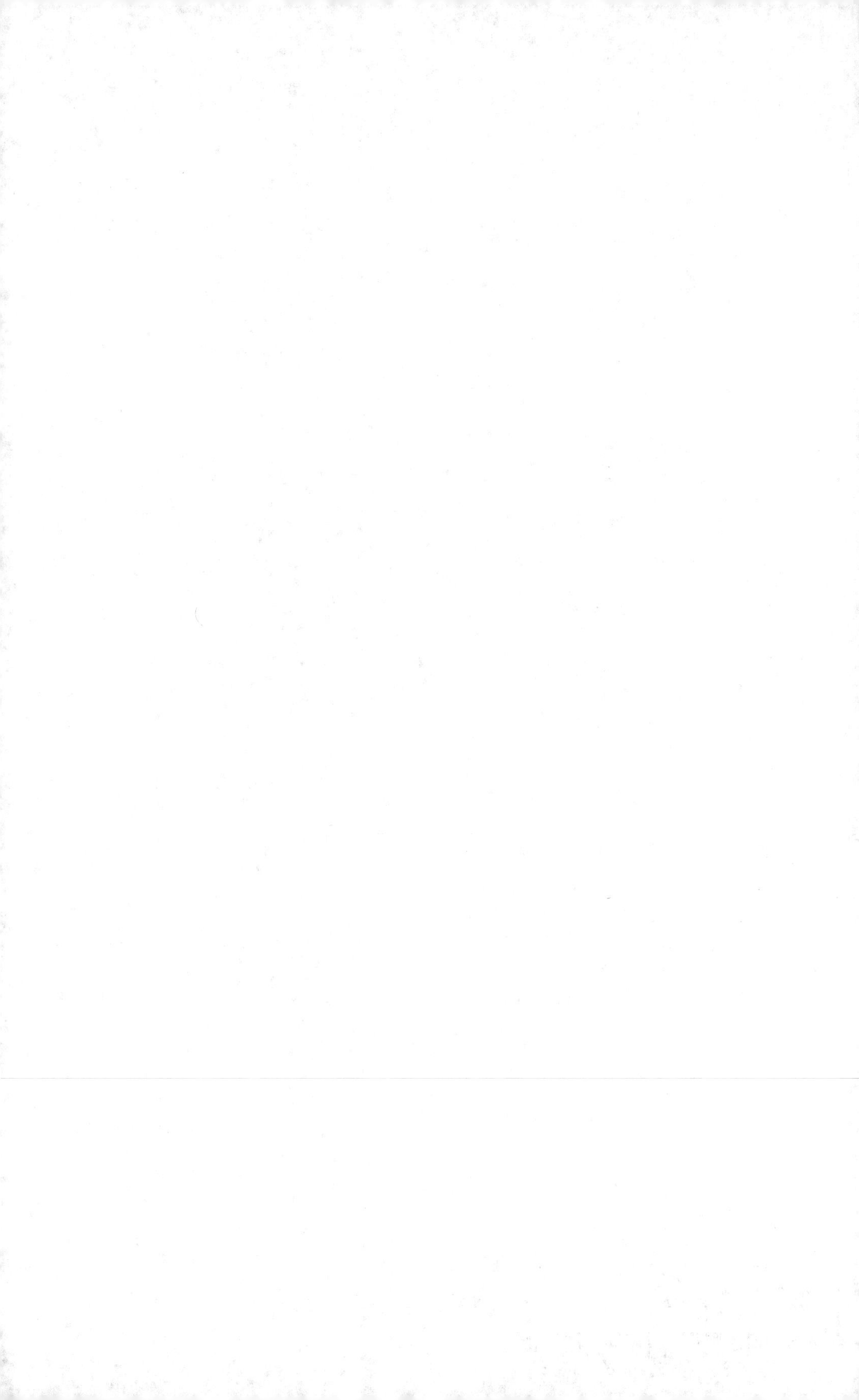

www.ingramcontent.com/pod-product-compliance
Lightning Source LLC
LaVergne TN
LVHW010912200726
843507LV00002B/591